どんな**英語オンチ**でも

話せる！ 伝わる！

スタッフのための
歯科英語

歯科医師
勝又いづ

医歯薬出版株式会社

This book is originally published in Japanese
under the title of :

DONNA EIGO-ONCHI-DEMO HANASERU! TSUTAWARU!
SUTAFFU-NO TAME-NO SHIKA-EIGO
(Dental English All-in-One for Dental Staff)

IZU KATSUMATA, D.D.S
  Dental English Academy

© 2019 1st ed.

ISHIYAKU PUBLISHERS, INC.
  7-10, Honkomagome 1 chome, Bunkyo-ku,
  Tokyo 113-8612, Japan

は じ め に

　読者の皆さん，本書を手にとっていただきありがとうございます．さて，2020 年の東京オリンピック開催や，政府による外国人労働者の受け入れ拡大を機に，今後は外国人の歯科受診もますます増えていくことが予測されます．そこである日，皆さんの医院に突然英語で電話がかかってきたらどうしましょう？　とっさに言葉が出てこなかったり，何と答えていいかわからなかったり，そんな方がほとんどだと思います．けれども「歯科医院で使える英会話」というのは，どこの英会話スクールでも教えてはくれません．

　筆者は人生の大半を海外で過ごし，いろいろな国の歯科医院で患者として治療を受けましたが，自分がメインで話せる言語が英語だったため，医院選びの第一条件は「英語が通じるドクターやスタッフがいること」でした．そのため非英語圏の国では「英語が通じる歯科医院」を探すのに苦労しましたが，何よりスタッフに言葉が通じることが，大きな安心材料だったのです．

　一方で，意外に思われる方もいるかもしれませんが，日本に在住している外国人は大半が英語圏以外の出身です．そのため「実はあまり英語が話せない」「かといって日本語はもっとわからない」「日本語よりはマシだからかろうじて使える英語で話す」という方がほとんどで，筆者も歯科医師として外国人を治療する際，日常英会話さえ通じず苦労した経験が多くあります．

　このような筆者の海外での体験と日本での経験をもとに，本書では"正しい英語"というよりも「患者さんに通じる歯科英語」をご紹介しています．特に本書の大きなポイントは，欧米人（英語圏）だけでなく，「英語圏以外の患者さんにも通じる英語」を学ぶことができる点です．

　文法なんて間違っても大丈夫！　発音も気にしないで，カタカナ英語で十分伝わります．あなたの医院を訪れる外国人患者さんは，そんなことは気にしていません．まずはぜひ，本書をとおして「シンプルで患者さんに通じる歯科英語」を習得してください．そして本書が皆さんの臨床の一助になれば幸いです．

　外国人患者さんへの対応に悩むすべての歯科スタッフに，本書をお贈りします．

2019 年 6 月　勝又いづ

目次

はじめに　3
英語対応　3つの鉄則！　7

チェアサイドで使おう！　歯科英語フレーズ
使い方　12

シーン1　電話応対　14

まずは挨拶！　14
症状を聞く　15
予約を取る　16
電話を切る前に　22
Advanced!　「道に迷った！」と電話が来たら？　24

シーン2　受付　26

玄関にて　26
受付にて　27
患者さんが予約の日時を間違えて来院した場合　28
患者さんが予約なしで来院した場合　30
「保険証がない」「家に忘れた」と言われた場合　32

シーン3　ユニット案内　34

Advanced!　「トイレ」は英語で何と言う？　37

シーン4　痛みの問診　38

シーン5　X線写真　40

デンタルX線写真を撮影する　40
パノラマX線写真を撮影する　44
Advanced!　X線写真の所見を説明してみよう！　48

シーン6　口腔内写真　50

| シーン**7** | **麻酔** | 52 |

麻酔をかける前　52
麻酔をかけた後　55
麻酔が効きにくく，薬だけ処方する場合　56
授乳中の母親に説明するとき　57

| シーン**8** | **印象採得** | 58 |

| シーン**9** | **仮封** | 62 |

| シーン**10** | **抜歯後の注意** | 66 |

| シーン**11** | **歯周病検査** | 68 |

歯周病検査をする　68
歯周病検査の結果を説明する　71

| シーン**12** | **スケーリング** | 72 |

スケーリングを始める前　72
スケーリング中の説明と指示　76
スケーリングが終わった後　79
スケーリング後の再診時　81

| シーン**13** | **ブラッシング指導** | 82 |

歯ブラシの使い方　82
歯間ブラシの使い方　85
デンタルフロスの使い方　87

| シーン**14** | **ホワイトニング** | 88 |

施術前の注意　88
オフィスホワイトニングをする　90
施術後の注意　93
ホームホワイトニングの説明　94

シーン15 小児歯科 〜子ども編　96

処置中の子どもへの声がけ　96
子どもへの処置の説明　97

シーン16 小児歯科 〜保護者編　102

フッ化物塗布　102
シーラント　103
Advanced!　食事指導にチャレンジ！　104

シーン17 薬の処方　106

薬局で処方してもらう場合　106
院内で処方する場合　107

シーン18 診療が終わったら　108

会計をする　108
次回の予約を取る　110

知っておきたい基本用語　112

付録───────────────────────119
①領収書　121
②問診票　122
③自費治療費の一覧　124
④リコールはがき　125

索引　126

英語対応 3つの鉄則!

その1

はっきり伝える！
文法は間違っていても全然OK

　日本人が苦手とする「an」や「the」の使い分け，「will」「want」「would」の使い方など，細かい文法は気にしなくてもOKです．その代わりワンポイント，重要なフレーズだけハッキリと伝えることを心がけましょう！（本書でも，文法的な正しさよりも「いかに簡単に覚えるか」を優先しています）

---例 1---

「痛みはありますか？」と聞きたいとき
　① Do you have a pain ？
　② Do you have the pain ？
　③ Do you have pain ？
　　➡ 正解は①ですが，実際はどれでも伝わるのでOKです！
　　➡ ハッキリ伝えるのは「pain」！

---例 2---

「あなたの予約は〇月〇日です」と伝えたいとき
　① Your appointment is 〇〇.
　② Your appointment will be 〇〇.
　　➡ どっちでも伝わるのでOK．日付をハッキリ伝えましょう！

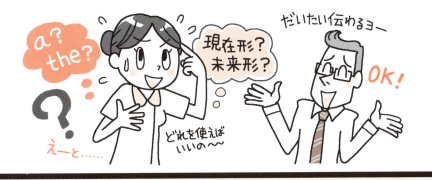

その2

患者さんに質問するときは「Yes/No」形式で答えさせよう!!

　「What」「When」「How」で聞くと患者さんの答えが長くなってしまうため，聞き取りに自信のない方はなるべく使わないでください．患者さんに何かを質問したいときは「Do」「Are」「Could」を使うことで，「Yes」か「No」でシンプルに答えさせることができます！

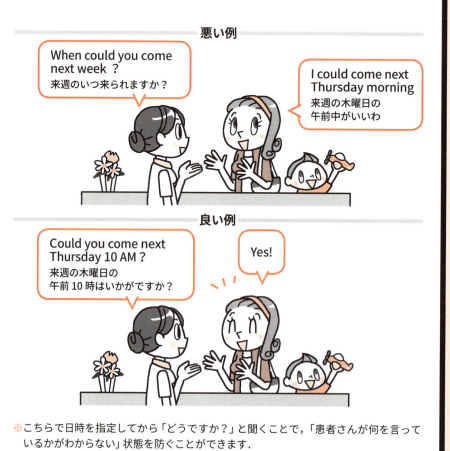

※こちらで日時を指定してから「どうですか？」と聞くことで，「患者さんが何を言っているかがわからない」状態を防ぐことができます．

その3

患者さんに行動させたいとき,「プリーズ」は冒頭に!!

　患者さんに何らかの行動を求めるときは,「Please」は最初につけましょう！「Please」を先に言われると,患者さんは"自分に○○してほしいと言っているんだ"と気づくので,その後の言葉に反応してくれます.

例

座ってほしいとき
- ✕　Sit down, please.
- ○　Please sit down.

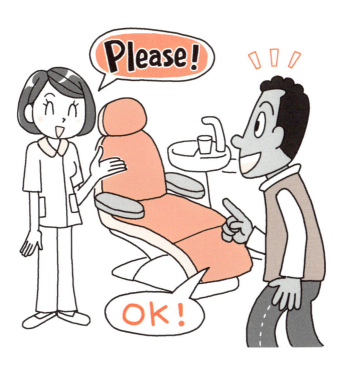

チェアサイドで使おう！

歯科英語フレーズ

使い方

▶ **本書では，**外国人患者さんが来院してから診療が終わるまでの流れにそって，シーンごとにチェアサイドで使えるフレーズをご紹介しています．例文を左上から順番に伝えていきましょう！

▶ **矢印で結ばれているフレーズは，**できるだけつなげて言いましょう．

> **こちらにいらして，中にお入りください**
> Please follow and come in.
>
> ↓
>
> **かばんはそのまま置いてください**
> Leave(リーブ) your bag.

▶ **色のついた単語は，**会話のなかで最低限伝えるべき，またはもっとも重要であるため強調するキーワードです．特にはっきり，ゆっくり言うことを意識しましょう．

> **はじめに，小さなX線写真を撮ります**
> We will take small X-ray(エックスレイ) first.

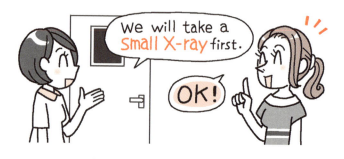

▶「外国人なら誰でも英語が話せる」というのは大きな誤解です．アメリカやイギリス，オーストラリアなどは英語圏ですので，いわゆる"英語がペラペラ"な方ばかりですが，在日外国人の多くを占めるアジア，南米諸国などは「非英語圏」ですので，「日本語よりはマシだから英語を使う」程度だと思ってください（そして日本に長期滞在しているのはこの非英語圏の方が大半です）．そのため，「英語圏の方には伝わるけど，非英語圏の方には伝わらない」という英語も多々あります．本書の例文でまず話してみて，通じなければ以下のように，下線部の単語をよりシンプルな単語に言い換えてみてください．

はじめに，小さなX線写真を撮ります
We will take small X-ray first.
（エックスレイ）

通じない場合 ▶ X-ray（エックスレイ） ➡ teeth picture（ティース ピクチャー）

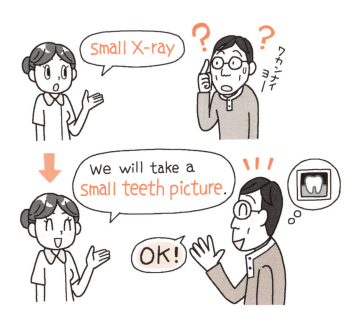

シーン1 電話応対

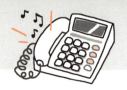

まずは挨拶！

こんにちは，○○歯科医院です

Hello, ○○dental office.

ゆっくりお話しください

Please speak slowly.

こちらは初めてですか？

Is it your first time?

> **Point!** 相手にゆっくり話してもらう魔法の言葉
>
> 　電話に出るとまず「Do you speak English？（英語は話せる？）」と聞かれることが多くあります．その際，「YES！」だけだとペラペラと一方的に話され，聞き取れない場合があるため，先に「**Please speak slowly**」と言うとよいでしょう．

14

症状を聞く

いま，痛みはありますか？
Do you have pain at this moment(モーメント)?

Yesと言われたら

（痛いのは）歯肉ですか？　それとも歯ですか？
Gums or Teeth?

Noと言われたら

検査とクリーニングですか？
Check-up and cleaning?

> **Point!** 「Gums or Teeth?」で相手の答えを誘導せよ！
>
> 痛みがある場合は，「Gums or Teeth?」と聞くことで相手の答えを「歯肉」か「歯」かに限定できるため，症状をつかみやすくなります．またDr枠とDH枠（P処）で振り分けられるので便利です．

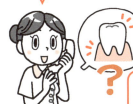

Gums or Teeth?

My gums are bleeding
歯ぐきから血が出ています

My filling came out
詰め物が取れました

I need teeth cleaning
歯のクリーニングをお願いします

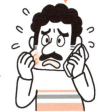

I have tooth pain
歯の痛みがあるんです

シーン1　電話応対

15

予約を取る

Point! 確認すべきは3つだけ！

　電話応対は，お互いに姿が見えないのでジェスチャーに頼れず，実は一番難しい場面です．そのため，**以下の①→②→③の順で「必要最低限の3つの情報」を手に入れる**ことを最優先としてください．

①予約日時の確認

本日の午後2時15分はいかがですか？

How about today two fifteen PM？

明日の午前11時30分はいかがですか？

How about tomorrow eleven thirty AM？

Hint! 今日，明日なら「Today」「Tomorrow」で伝えましょう！

今週の金曜日の午後5時はいかがですか？

How about this Friday five PM？

来週の月曜日の午後4時はいかがですか？

How about next Monday four PM？

Hint! 明後日以降で，今週であれば「**this**＋曜日」，来週であれば「**next**＋曜日」で伝えましょう（曜日の言い方はp.23参照）．

5月25日の午前10時はいかがですか？

How about May twenty-fifth ten AM？

Hint! 再来週以降は日付で伝えましょう（日付の言い方はp.23参照）．

Point! 日時は先にこちらで決めてしまうのが吉！

　患者さんの都合を聞くよりも，**医院の予約状況をみて空いている日時を先に提案するほうが確実です．**聞き取りに自信のある方は
When would you like to come？
いつ来られますか？
と聞いてもよいでしょう．

Point! 時間は「AM/PM」を使ってシンプルに伝える

　たとえば午後5時に予約を取りたいときは**「five PM（ファイブピーエム）」**と言います．「five o'clock」とは言わず，シンプルに時間とAM，PMを伝えるのが一般的です．また「17時」という表現も使いません（これは米軍が使う表現です）．

月曜日と木曜日は休診です

We **are closed** on Monday and Thursday.

次の木曜日は祝日のため，休診です

Next Thursday is a **national holiday**.
We are closed.

本日は予約がいっぱいです

Our appointment is **booked up** today.

②保険証・支払い方法の確認

> **Point!** 「保険証」は英語で何と言う？
>
> 「日本の保険証」の正式名称は「Japan's National Health Insurance」ですが，実際に臨床でよく使うのは**「Japanese health insurance（ジャパニーズ ヘルス インシュランス）」**です．患者さんから「NHI？」と頭文字をとった通称で聞かれる場合もあるので，覚えておきましょう！

日本の保険証はお持ちですか？

Do you have Japanese health insurance?
（ジャパニーズ ヘルス インシュランス）

Yesと言われたら

来院の際は日本の保険証をお持ちください

Please bring your Japanese health insurance.
（ブリング／ジャパニーズ ヘルス インシュランス）

お持ちいただけない場合，治療費を全額負担していただくことになります

Otherwise you will be charged full amount for treatment.
（アザーワイズ／チャージド フル アマウント）

シーン1　電話応対

Noと言われたら

治療内容次第ですが，総額でおよそ2万円と，税金がかかります

Depends on your treatment, **total fee** is **around** twenty thousand yen plus tax.

> **Hint!** 「保険証を持っていない」ケースの大半は一時的な滞在者，つまり旅行者です．その場合，必ず金額を聞かれますので，このフレーズをそのまま伝えましょう．

> **Hint!** 金額には幅があり実際に診ないとわかりませんが，旅行者の場合は圧倒的に緊急症状が多く，自費治療だと数万円かかるケースが大半なので，ここで伝えるのはおおよその金額でOKです．

お支払いは現金のみとなっております

We accept **cash only**.

クレジットカードが使えます

We take credit card.

ビザ，マスター，ダイナース，アメリカンエキスプレスが使えます

We accept Visa, Master, Diners, and American Express.

> **Hint!** 「American Express」を「アメックス」と言うと通じない場合があるので，省略せずに「アメリカンエキスプレス」と言いましょう．

③名前と電話番号の確認

お名前を教えてください

Your name, please.

お電話番号を教えてください

Your phone number？

ゆっくり言ってください

Please speak slowly.

> **Hint!** 電話番号は聞き取りづらい場合が多いので、必ずここでも「Please speak slowly」をつけるようにしましょう！（p.14参照）

聞き取れなかったら

もう一度教えてください

Please repeat one more time.

電話を切る前に

あなたの予約は5月25日，土曜日の午前10時です
Your appointment will be May twenty fifth Saturday ten AM.

遅れる場合はご連絡ください
Please call us when you will be late.
(レイト)

ご連絡がない場合，予約は自動的にキャンセルとなります
If you are late with no call, your appointment will be automatically canceled.
(レイト) (オートマティカリー)

> **Hint!** 遅刻によるトラブルを防ぐため，これは初回の電話の際に必ず伝えましょう．また診療後，次回の予約を取るときにも伝えると確実です．

もう一度確認しますが，必ず保険証をご持参ください
Let me remind you one more time, please bring your Japanese health insurance.
(リマインド) (ジャパニーズ) (ヘルス) (インシュランス)

お大事に．お電話ありがとうございました
Please take care. Thank you for calling.

日づけ，曜日の言い方

曜日

月曜日	Monday マンデイ
火曜日	Tuesday チューズデイ
水曜日	Wednesday ウェンズデイ
木曜日	Thursday サーズデイ
金曜日	Friday フライデイ
土曜日	Saturday サタデイ
日曜日	Sunday サンデイ

月

1月	January ジャニュアリー
2月	February フェブラリー
3月	March マーチ
4月	April エイプリル
5月	May メイ
6月	June ジューン
7月	July ジュライ
8月	August オーガスト
9月	September セプテンバー
10月	October オクトーバー
11月	November ノベンバー
12月	December ディッセンバー

日

1日	first ファースト	16日	sixteenth シックスティーンス
2日	second セカンド	17日	seventeenth セブンティーンス
3日	third サード	18日	eighteenth エイティーンス
4日	fourth フォース	19日	nineteenth ナインティーンス
5日	fifth フィフス	20日	twentieth トゥエンティース
6日	sixth シックスス	21日	twenty first トゥエンティーファースト
7日	seventh セブンス	22日	twenty second トゥエンティーセカンド
8日	eighth エイス	23日	twenty third トゥエンティーサード
9日	ninth ナインス	24日	twenty fourth トゥエンティーフォース
10日	tenth テンス	25日	twenty fifth トゥエンティーフィフス
11日	eleventh イレブンス	26日	twenty sixth トゥエンティーシックスス
12日	twelfth トゥエルフス	27日	twenty seventh トゥエンティーセブンス
13日	thirteenth サーティーンス	28日	twenty eighth トゥエンティーエイス
14日	fourteenth フォーティーンス	29日	twenty ninth トゥエンティーナインス
15日	fifteenth フィフティーンス	30日	thirtieth サーティース
		31日	thirty first サーティーファースト

Hint! 「1日：ファースト」「2日：セカンド」「3日：サード」は野球のベースと同じですね．あとは「5日：フィフス」「8日：エイス」を覚えましょう．それ以外は最後に「ス（th）」をつけるだけです！

「道に迷った！」と電話が来たら？

　最近はスマートフォンの地図アプリなどがありますので，迷ったとしても「医院のすぐ近くから電話をしてくる」場合がほとんどです．特に建物の中の2階以上にある医院は要注意です．

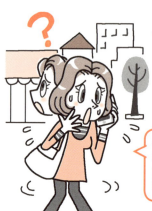
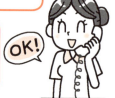

I got lost
道に迷っちゃった

I don't know where I am right now
ここがどこだかわからない

Could you tell me how to get your office?
医院への行き方を教えてもらえませんか？

OK!

何が見えますか？
What can you see?

当院は○○レストランの隣にあります
Our office is next to ○○ restaurant.

当院はコーヒーショップの手前にあります
Our office is before coffee shop.

当院は○○銀行の向かいにあります

Our office is across from ○○ Bank.

当院はコンビニの3階にあります

We are the third floor of convenience store.

Point! 医院の目印となる「英語表記のお店」を把握しておこう！

　スマートフォンの地図アプリがあるといっても，外国人が見るのは「英語表記」です．そのため，目印として伝えられる，**医院に近い英語表記のお店**をあらかじめ把握しておくとよいでしょう．たとえば「Bakery store（パン屋）」「Park（公園）」などでもよいですが，「DOUTOR（ドトール）」「STARBUCKS COFFEE（スターバックス）」「LAWSON（ローソン）」など，わかりやすい英語表記の看板があればそちらを目印にしたほうが確実です．

Point! 予約の時点で注意しておくと吉！

　日本人の患者さんでも迷いやすい医院であれば，電話で予約を取る際に，あらかじめ

　If you get lost, please call us.
　もし迷ったらお電話ください

と伝えておくとよいですね！

25

シーン2 受付

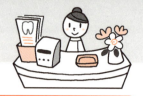

玄関にて

**こんにちは．
お名前をお伺いしてもよろしいでしょうか？**

Hello, your name please.

Hint! 日本人の患者さんは来院時に「○時に予約した○○ですが……」と言いますが，外国人の患者さんのほとんどは，自分からは予約時間や名前まで言ってくれません．そのため，来院されたらこちらから名前を伺いましょう．

お待ちしていました

We are waiting for you.

靴を脱いでスリッパに履き替えてください

Please take off your shoes and change into slippers.
(シューズ) (スリッパーズ)

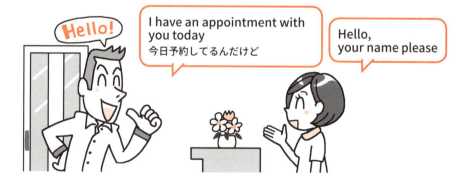

Hello!

I have an appointment with you today
今日予約してるんだけど

Hello, your name please

26

受付にて

日本の保険証をお見せください
Your Japanese health insurance, please.
（ジャパニーズ　ヘルス　インシュランス）

おかけになって，問診票にご記入ください
Please have a seat and fill in this form.
（フィル イン）

何かご質問がありましたらお知らせください
Let me know if you have question.

問診票を書いてもらったら

おかけになって少々お待ちください
Please have a seat and wait for a moment.

丸暗記キーワード！　　　　　　Please have a seat

「おかけになってください」という表現は待合室，ユニットでよく使います。「Please sit down（座ってください）」でも大丈夫ですが，「Please have a seat」のほうがより丁寧で適切です．

27

患者さんが予約の日時を間違えて来院した場合

あなたの予約は明日の午後5時です

Your appointment is tomorrow at five PM.

本日予約をお受けした記録がありません

We have no record of your appointment today.
（ノー　レコード）

本日担当のドクターが診察できません

Your doctor is not available today.
（ノット　アベイラブル）

診察できるドクターは他にいません

There is nobody else.
（ノーバディ　エルス）

これでもごねられてしまうときは ➡

繰り返しますが，今日は診察できません！

I repeat. We are not able to see you today!

Hint! きつく聞こえるかもしれませんが，あまりにも患者さんがしつこい場合はこのくらいはっきり伝えましょう.

Point! 無茶を言われたときこそ毅然と対応しよう

　外国人の患者さんが「間違えて来院したけど診てほしい」と無茶を言うことは，実はよくあります．そしてその多くは，「純粋に間違えた」というよりも「予約日でないとわかっていながら来る」という確信犯的なケースであるのが実情です．そのような場合は，左ページのように**「診察はできない」ことをはっきり伝えましょう**．英語できちんと言い返せず，根負けして一度でも診察してしまうと，「ここは間違えたと言えばいつでも診てもらえる」と思われ，来院のたびにごねられるという負のスパイラルに陥ります．**「ごねられても怒鳴られても，毅然とした態度で伝えること」**が大切です．

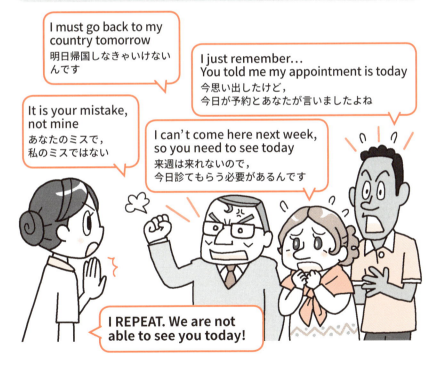

※もし時間に余裕があって診察できる場合は「Let me ask doctor if he (she) will see you today (本日診察可能か，先生に聞いてみます)」と伝え，確認してもよいでしょう．しかし，基本的には**「予約以外は断る」**のが賢明です．

患者さんが予約なしで来院した場合

診察を断る場合

当院は完全予約制です

Our office visits are available by appointments only.

本日はすでに予約でいっぱいです

We are already booked up.

診察する場合

しばらくお待ちいただくことになります

You must wait for a while.

どのくらいかかるかはわかりません

We don't know how long it will be.

または

あなたの番までおよそ1時間かかります

It may take about one hour until your turn.

予約の方が優先となります

Patient with appointment will be seen first.
ペイシェント

名前が呼ばれるまでお待ちください

Please wait to be called.

本日は時間がないため応急処置のみになります

There is not enough time,
it will be emergency treatment only.
エマージェンシー　　　　トリートメント

Point! 患者さんが遅刻して来た場合は

すこしの遅れで，まだ診察は可能な場合は，

Please call us when you will be late.

遅れる場合はご連絡ください

と伝えましょう．大幅に遅れて診察が不可能な場合は，

If you are late with no call,

your appointment will be automatically canceled.

ご連絡がない場合，予約は自動的にキャンセルになります

と伝え，予約の日時を間違えて来院した場合と同様に毅然と断りましょう（p.28〜29参照）．**「電話応対」**でも紹介していますが，連絡なしで遅れると自動的にキャンセルとなることは事前に伝えておくのがよいですね（p.22参照）．

シーン2 受付

31

「保険証がない」「家に忘れた」と言われた場合

でも今日はお持ちではないのですよね

But you don't have it today.

本日は10割負担となります

We will charge you one hundred percent today.
（ワン ハンドレッド パーセント）

当院の規定ですので，ご理解ください

Please understand, it is our office policy.
（ポリシー）

> **Hint!** 「It is our office policy」と言うことで，「あくまで医院の規定で決まっており，私個人では判断できないことである」と明確に伝えることができます．

次回，保険証をお持ちいただいた際に返金します

We will reimburse you,
（レインバース）
next time you bring insurance.
（インシュランス）

英語の領収書と診断書は必要ですか？

Do you need receipt and dental certificate in English?
（リシート）（サーティフィケイト）

> **Point!** 来院時に保険証が確認できない場合は，必ず10割負担で！

　受付で「保険証は家に忘れただけ」「次に来たとき見せるから」と言い，10割負担を拒む患者さんも少なくありません．本当に家に忘れただけだとしても，**「当院の規定により10割負担となる」ことを伝え，きちんと窓口で支払ってもらいましょう．**

　保険証を持って来ない初診の外国人患者は，「I have a toothache（歯が痛い）」「My filling came out（詰め物が取れた）」といった応急処置を求めて来院するケースが多く，そして大半はそのまま戻って来ません．そのうえ，「あの歯科医院は保険証がなくても安く診てくれる」という口コミが外国人のコミュニティで広がると，同様のケースが増え，医院にとって大ダメージとなります．

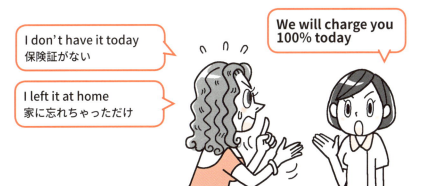

I don't have it today
保険証がない

I left it at home
家に忘れちゃっただけ

We will charge you 100% today

> **Point!** 自費治療の金額を案内しよう

　患者さんが保険証を持っていない場合，はじめに自費でかかる金額を示したほうがよいでしょう．外国人向けの治療費の一覧表があればその場で見せるだけで確実に伝わるので，ぜひご活用ください（p.124参照）．

シーン3 ユニット案内

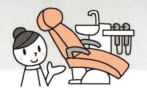

○○さん，すべての荷物を持って中にお入りください

○○ san, Please take all of your belongings and come in.
（ビロンギングズ）

> **Hint!** 問診票で「Mr（ミスター，男性）」「Miss（ミス，未婚女性）」「Mrs（ミセス，既婚女性）」がわかればそれに準じてお呼びするのがよいでしょう．女性で既婚か未婚かがわからないときは「Ms（ミズ）」を使います．ただ，日本人の患者さん同様「○○さん」と呼ぶのもよいでしょう．これで普通に通じますし，ここは日本なので問題ありません！

コートをお預かりしましょうか？

May I take your coat?

⬇

お財布や貴重品が入っていないかご確認ください

Please make sure there is no wallet or valuables in them.
（バリュアブルズ）

お席（ユニット）までご案内します

Please follow me.

こちらの席(ユニット)です

Here is your chair.

台の上に荷物を置いてください

Please put your bag on stand.

こちらにおかけください

Please have a seat.

靴(スリッパ)はそのままで大丈夫です

Please leave your shoes (slippers) on.

または

靴(スリッパ)を脱いでお座りください

Please take off your shoes (slippers)
and have a seat.

エプロンをかけます

I put apron around your neck.

ひざかけをおかけしましょうか？

Shall I put lap robe？
(ラップ　ローブ)

通じない場合 ▶ robe ➡ blanket
　　　　　　　(ローブ)　(ブランケット)

すぐにドクターが来ますのでお待ちください

Doctor will be here shortly, please wait.
(ショートリー)

通じない場合 ▶ shortly ➡ in a moment
　　　　　　　(ショートリー)　(イン ア モーメント)

「トイレ」は英語で何と言う？

　「トイレ」を指す英語としては**「Rest room」**がもっともよく使われますが，患者さんの出身地によっては呼び方がさまざまあるので注意しましょう．

　「Where is rest room ?」とトイレの場所を聞かれたとき，ユニットにお連れするときと同様**「Please follow me」**と案内するのがベストです．受付から離れるのが難しい場合などは，トイレが見えるところにあれば**「Over there（あちらです）」**と簡単に伝えても良いですね！

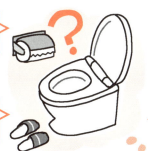

各国共通：Rest room（レスト・ルーム）

イギリス：Loo（ルー）

ヨーロッパ：Toilet（トワレ）

カナダ：Wash room（ウォッシュルーム）

アメリカ西海岸：Bath room（バスルーム）

アメリカ東海岸：Ladies' room / Men's room（レディースルーム / メンズルーム）

シーン4 痛みの問診

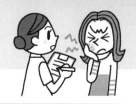

いつから痛みますか？

How long do you have pain?

右側ですか？ 左側ですか？

Right? Left?

上ですか？ 下ですか？

Upper(アッパー)? Bottom(ボトム)?

冷たい水と温かい飲み物のどちらで痛みますか？

With cold water? Hot drink?

痛む感じとしみる感じのどちらですか？

Tooth pain(ペイン) or sensitivity(センシティビティ)?

歯を磨いたときはどうですか？

How about when you brush(ブラッシュ) your teeth?

> **Point!** 「痛み」の表現はさまざま！

　「Tooth pain」でももちろん「歯の痛み」を指しますが，これではざっくりしすぎて痛みの詳細がわかりません．そのため，英語の聞き取りに自信のある方は以下のように聞いてみましょう．

　Could you tell me about your pain ?
　痛みについて教えてください

このように聞くと，痛みのニュアンスも知ることができます．外国人の患者さんがよく使う痛みの言い方を以下にあげますので，聞き取りに自信のない方も，上から順に患者さんに聞いてみるとよいでしょう．

慢性的な痛み（う蝕など）：Tooth ache（トゥースエイク）
鋭い痛み：Tooth pain（トゥースペイン）
しみるような痛み（知覚過敏など）：Sharp pain（シャープペイン）
ひどい痛み（根尖性歯周炎など）：Severe pain（シビアペイン）
ズキズキする痛み（歯髄炎など）：Throbbing pain（スロビングペイン）
ヒリヒリした歯肉の痛み：Sore gums（ソアガムズ）

> **Point!** アメリカ人が使う歯式に要注意

　日本人の患者さん同様，外国人の患者さんに歯式を用いて説明することはありません．しかしアメリカ人の場合，まれに患者さんのほうからユニバーサル方式の数字で言ってくることがあるため，頭の隅に入れておくといいでしょう（下図の左：永久歯，右：乳歯）．

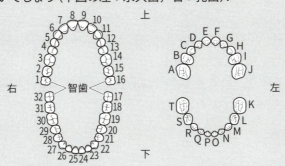

シーン5 X線写真

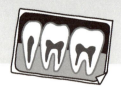

デンタルX線写真を撮影する

はじめに，小さなX線写真を撮ります

We will take small X-ray(エックスレイ) first.

精密検査のため，10枚（14枚）法でX線写真を撮ります

We will take ten(テン) (fourteen(フォーティーン)) X-ray(エックスレイ) for detailed(ディーテイルド) exam(イグザム).

通じない場合 ▶ X-ray(エックスレイ) → teeth(ティース) picture(ピクチャー)

> **Point!** X線写真を撮るときは，理由を伝えたほうがベター！
>
> 　歯周病の精密検査が必要な場合は10枚法，また14枚法でデンタルX線写真を撮りますが，日本人の患者さんからも「そんなにたくさん撮るの？」「被爆が怖い」と言われることがあります．外国人でも同様ですので，上の例文のようにあらかじめ「**for detailed exam（精密検査のためです）**」と伝えておくのがよいでしょう．
> 　それでも拒否された場合は「**We understand（わかりました）**」と言い，それ以上は押しつけないようにしてください．

こちらにいらして，中にお入りください

Please follow and come in.

かばんはそのまま置いてください

（リーブ）
Leave your bag.

（または）

かばんもいっしょにお持ちください

Take your bag with you.

椅子におかけください

Have a seat.

> **Hint!** 上記のように一連の流れで伝える場合は，毎回「Please」をつける必要はありません．最初だけつければOKです．

防護服（エプロン）をおかけします

（レッド）（エイプロン）
I put lead apron.

> **Hint!** 鉛は「レッド」と発音します．同じ「lead」ですが「リード（導く）」と間違えないでくださいね！

すこし重いですが，我慢してください

（カインド）（ヘビー）（ホールド）
It is a kind of heavy but please hold.

お口の中にフィルムを入れます

I put film inside of your mouth.

このインジケーターを噛んでください

Please bite this plastic tab.

通じない場合 ▶ plastic tab ➡ film holder

すこしフィルムを押します

I push film a little.

フィルムを人差し指で押さえてください

Please hold film with your index finger.

Hint! 人差し指は「index finger」ですが，人差し指を見せながら「**second finger**（セカンド・フィンガー）」と言ってもOKです。

すこしの間，動かないでください

Please do not move for a moment.

お口からフィルムを取り出します

I take film out.

防護服（エプロン）を外します

I remove your apron.
リムーブ　　　　　　　　エイプロン

先ほどの席（ユニット）に戻り，おかけになってください

Please go back to your chair and have a seat.
チェア

後ほどドクターが説明します

Doctor will explain you later.
エクスプレイン　　　レイター

パノラマX線写真を撮影する

大きなX線写真を撮ります

We will take big X-ray.

通じない場合 ▶ X-ray ➡ teeth picture

眼鏡を外してください

Please take off your glasses.

ピアスを外してください

Please take off your earrings.

後ろから防護服（エプロン）をおかけします

I put lead apron on your back.

すこし重いですが，我慢してください

It is a kind of heavy but please hold.

前に移動してください

Please move forward.
フォーワード

背筋を伸ばして，こちらに顎を乗せてください

Stand up straight and put your chin here.
ストレイト　　　　　　　　　　　　　　チン

このハンドルを持ってください

Hold this handle.
ホールド

このプラスチックの棒をやさしく噛んでください

Bite softly this plastic stick.
バイト　ソフトリー

おでこを前に動かしてください

Push forehead to the front.
フォアヘッド

この赤い線が顔の中心にくるよう合わせてください

Locate center of your face to this red line.
ロケート　センター

機械を上に（下に）動かします

I will move machine up（down）.

機械が頭の周りを回ってきます

The machine moves around your head.

しばらく動かないでください

Please do not move for a moment.

撮影が終わりました

Finished taking X-ray.

ハンドルから手を離して，後ろに下がってください

Please let go your hand and step back.

防護服（エプロン）を外します

I remove your apron.

眼鏡（ピアス）をお返しします

Here is your glasses (earrings).
<ruby>glasses<rt>グラスィズ</rt></ruby> <ruby>earrings<rt>イヤリングズ</rt></ruby>

先ほどの席（ユニット）に戻り，おかけになってください

Please **go back** to your chair and
have a seat.
<ruby>chair<rt>チェア</rt></ruby>

後ほどドクターが説明します

Doctor will explain you later.
<ruby>explain<rt>エクスプレイン</rt></ruby>

▶Point! 患者さんの身体に触れるときの説明はよりていねいに！

I put film inside **of your mouth**.
お口の中に**フィルムを入れます**

I put lead apron **on your back.**
後ろから防護服（エプロン）をおかけします

　これらのように，患者さんの身体に触れるシチュエーションで，特にそこが口の中だったり背後だったりと患者さんの視野に入らない部位の場合は，「of your mouth」「on your back」と触れる部位をきちんと伝えましょう．なお，フィルムやエプロンを**外すとき**は必要ありません！

シーン5　X線写真

47

Advanced!

X線写真の所見を説明してみよう！

「X線写真の所見について，簡単にでも説明したい！」という方のために，まずは基本的な用語をご紹介します．

ロスト　ボーン　ビトゥィン　ザ　ルーツ
Lost bone between the roots
根分岐部病変

ターター
Tartar
歯石

ヘルシー　ボーン
Healthy bone
健康な歯槽骨

ボーン　リセッション
Bone recession
歯槽骨の吸収

X線写真を見せながら，次のように説明してみましょう．よく使うフレーズをご紹介します．

X線写真は硬い組織だけ写します

X-ray shows only hard tissue.
（ティシュー）

歯肉は写っていません

It does not show your gums.

健康な骨の様子がわかりますか？

Do you see your healthy bone?
（ヘルシー　ボーン）

歯石がついているのがわかりますか？

Do you see tartar?
（ターター）

歯周病菌により，歯の周りの骨が溶けてしまっています

Your bone has been destroyed by gum bacteria.
（デストロイド）

シーン6 口腔内写真

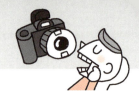

記録のために口腔内写真を撮ります

We will take your picture to keep record.
（レコード）

> **Hint!** 「X線写真を撮影するとき」でも述べましたが，外国人の患者さんだと口腔内写真のほうが「どうして撮らなきゃいけないの？」とよく聞かれます（p.40参照）．そこから理由を英語で説明するのは大変ですので，ここで先に「**to keep record（記録のためです）**」と伝えておきましょう．

リトラクター（開口器）を入れて，お口を広げます

I will put this plastic retractor to wide your mouth.
（リトラクター）

何かありましたら左手をあげてください

Please raise your left hand if you feel uncomfortable.
（レイズ）（アンコンフォタブル）

丸暗記キーワード！ Please raise your left hand if you feel uncomfortable

「何かありましたら左手をあげてくださいね」――これは日本人の患者さんに対しても，あらゆるシーンでよく使う言葉ですね．英語でもすぐ出てくるように，覚えてしまいましょう．

唇の力を抜いてください

Relax your lips.

唇を引っぱります

リトラクト
Retract your lips.

通じない場合 ▶ ➡ **Pull** your lips **sideways**.

鼻でゆっくり息をしてください

ブリーズ　ディープリー　スルー　　　ノーズ
Breathe deeply through your **nose**.

シーン7 麻酔

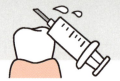

麻酔をかける前

今まで麻酔を受けたことはありますか？
Have you had <u>anesthesia</u>(アネスシージャ) before?

▶ 通じない場合: anesthesia(アネスシージャ) → injection(インジェクション)

（麻酔で）気分が悪くなったことはありますか？
Did you feel sick(シック)?

椅子を動かします
I will move your chair(チェア).

顔にタオルをかけます
I will put towel(タオル) on your face.

破片が入らないように，防護ゴーグルをかけます

I will put eye glasses to protect from
flying debris.

麻酔（注射）を打つ前に，歯肉にジェル（表面麻酔）を塗ります

Before doctor gives you local anesthesia,
I will put gel on your gums.

▶ **通じない場合** local anesthesia ➡ injection

▶ **通じない場合** injection ➡ shot

Point! 「麻酔」は英語で何と言う？

　日本人の患者さんでも，小さい子どもなどでは「麻酔」という言葉は通じませんよね．そんなときは「麻酔」ではなく「注射」と言い換えたりすると思います．それと同じで，麻酔を意味する「anesthesia（アネスシージャ）」という英語を知らない患者さんでも，注射を意味する「injection（インジェクション）」や「shot（ショット）」で通じることがよくあります．「anesthesia」で通じなければ「injection」，「injection」でも通じなければ「shot」と，**どんどんシンプルな単語に言い換えていきましょう！**

シーン7　麻酔

お口をゆすいでください

Please rinse your mouth.

通じない場合 ▶ rinse ➡ gargle

Hint! ロシア，モンゴル，中国の方には「Rinse」よりも「Gargle」のほうが伝わります．

麻酔が効くまで5分ほどお待ちください

Please wait five minutes until medicine works.

ご気分は大丈夫ですか？

Do you feel OK？

麻酔をかけた後

しびれた感じが2～3時間（数時間）続きます

You may feel numb for two to three hours
(for a few hours).

麻酔が完全に切れてから食事をしてください

Please eat, after numb is completely gone.

唇や舌を噛まないように気をつけてください

Be careful not to bite your lips and tongue.

熱い飲み物や食べ物は避けてください

Avoid hot drink or food.

麻酔が効きにくく，薬だけ処方する場合

炎症がひどく，麻酔が効きにくい状態です

There is **so much** infection,
unable to numb your tooth.

本日は抗生剤と痛み止めを処方します

We will **prescribe** antibiotic and painkiller today.

> **Point!** 薬の処方だけのときは，重症っぽく聞こえる「炎症」を使おう！
>
> 　腫れは英語で「swollen」といい，歯周治療やTBIなどでは使いますが，ここでは「Infection（炎症）」と言ったほうが無難です．なぜなら麻酔が効きにくいとき，日本人の患者さんの場合は「腫れがひどいので……」と言えば理解してもらえますが，外国人だと「腫れがひどい」くらいでは「じゃあ治療してくれ」と要求されることがあるからです．「Infection」には「感染症」といったニュアンスもあり，より重症っぽく聞こえるので，ほとんどの患者さんが理解し，当日の治療を諦めてくれます．

授乳中の母親に説明するとき

シーン7　麻酔

麻酔後24時間は，少量の麻酔薬が母乳に混ざっている可能性があるといわれています

There is a **risk** of anesthesia passing to your baby through <u>breast feeding</u> for twenty-four hours.

（リスク／アネスシージャ／パッシング／スルー／ブレスト／フィーディング）

気になる場合は人工ミルクに切り替えてください

Give your baby **bottle** milk if you **concern**.

（コンサーン）

Hint! 「your baby」のところは，赤ちゃんが男の子なら「him」，女の子なら「her」にしましょう．会話の始めに**「boy or girl？」**と赤ちゃんの性別を聞いてあげると，患者さんが打ち解けて話しやすくなりますよ！

卒乳してからの治療をお勧めします

Have a tooth treatment after stop <u>breast feeding</u>.

（ブレスト／フィーディング）

通じない場合 ▶ <u>breast feeding</u>（ブレスト／フィーディング） ➡ <u>mother's milk</u>（マザーズ／ミルク）

57

シーン8 印象採得

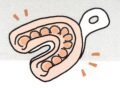

これから歯の型を採ります

I will take impression(インプレッション) of your teeth now.

はじめにトレーの大きさを合わせます

First, I check size of tray.

舌を挙げてください

Please put your tongue(タン) up.

お口を大きく開けてください

Please open your mouth wide(ワイド).

↓

半分閉じてください

Half close.

痛みはありませんか？

Do you feel pain？

エアーをかけて乾燥させます

I dry off your teeth by air.

通じない場合 ▶ → **Here comes air.**
ヒア　カムズ　エアー

丸暗記キーワード！ ▶　　　　　　　　　　**Do you feel pain？**

　「Are you OK？」でも良いですが，こちらは「大丈夫？」というニュアンスです．「Do you feel pain？」のほうが丁寧な聞き方ですので，患者さんに対して言うときはお勧めです．

シーン8　印象採得

59

まず温かい印象材が入ります

Hot impression comes first.
インプレッション

Hint! 寒天印象材を注入するときに使いましょう.

今から冷たい印象材が入ります

Now cold impression comes.
インプレッション

Hint! これはアルジネート印象材を入れるときに使います.

2分で固まりますので，我慢してください

It takes two minutes, please hold.

↓

鼻でゆっくり息をしてください

Breathe deeply through your nose.
ブリーズ　ディープリー　　スルー　　　　ノーズ

↓

唇の力を抜いてください

Relax your lips.
リラックス

トレーを取り出します

I will take tray out.

Point! 「大きい」≠「Big」？「ゆっくり」≠「Slowly」？

　「口を**大きく**開けてください」と言いたいとき，英語では「Big」ではなく「**Wide**」を使います．また「**ゆっくり**息をしてください」と英語で言うときは，「Slowly」ではなく「**Deeply**」が正解です．それぞれ，「口を**広く**開けてください」「**深く**息をしてください」という意味ですね．

　このように日本語と英語とではニュアンスが異なることがままあるので，英会話に不慣れな人は例文をそのまま覚えてしまいましょう．

Please open your mouth wide.
お口を大きく開けてください

Please breathe deeply through your nose.
鼻でゆっくり息をしてください

シーン8

印象採得

シーン9 仮封

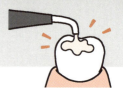

仮の詰め物を入れます

I will put temporary cap.
（テンポラリー　キャップ）

歯をカチカチ動かしてください

Please tap your teeth together.
（タップ）

> **Hint!** 「カチカチ」を表す「tap」は「タッピング」や「タップダンス」のタップですね．

歯を左右，前後にギリギリ動かしてください

Please grind your teeth right, left, forward and back.
（グラインド　フォーワード）

▶ grind ➡ move
（グラインド）（ムーブ）
通じない場合

> **Hint!** 「グラインディング」は「grind」から来ています．
> **Hint!** 日本語では「左右」と言いますが，英語では右から「right, left」と言います．

（詰め物は）高くないですか？

Do you feel high?

痛みはありませんか？

Do you feel pain?

これはあくまで仮の蓋（詰め物）です

This is only temporary cap.
テンポラリー　キャップ

ガムや粘着性の物は食べないでください

Please do not eat chewing gum or sticky food.
チューイング　ガム　スティッキー

できるだけ治療した歯は使わないようにしてください

Please do not use treated tooth as possible.
トリーティド　アズ　ポッシブル

シーン9　仮封

63

使用するのは歯ブラシだけにしてください

Use toothbrush only.
（トゥースブラッシュ）

次回の来院まで，フロスや歯間ブラシは使用しないでください

Do not use dental floss or interdental brush, until next visit.
（インターデンタル　ブラッシュ）

治療後，数時間または数日痛みが続く場合があります

After your treatment, pain may **persist** for hours, or several days.
（パーシスト　セブラル）

通じない場合 ▶ **persist** ➡ **continue**
（パーシスト　コンティニュー）

詰め物が取れてしまった場合はやり直します

If temporary cap comes out, we will redo.
（テンポラリー　キャップ　　　　　　　　　　　リドゥ）

その際は当院にお越しください

Please come to our office.

Hint!　「redo」は「やり直す」という意味です．日本人にはあまり馴染みのない単語ですが，英語ではよく使うので覚えておきましょう．

Point!　「補綴物」は英語で何と言う？

仮封後，そのまま補綴治療に移行する場合が多いと思いますが，以下の英単語は臨床でもよく出てきますので，覚えておくと便利です．

インレー
⇒ Cap（キャップ）　もしくは　Cover（カバー）

クラウン
⇒ Full cap（フルキャップ）　もしくは　Full cover（フルカバー）

コンポジットレジン
⇒ Plastic filling（プラスティックフィリング）

インレーとクラウンは，単語の前に「Metal（メタル）」もしくは「Ceramic（セラミック）」をつけて区別します．

　　例：メタルクラウン
　　　　⇒ Metal full cap　もしくは　Metal full cover
　　セラミックインレー
　　　　⇒ Ceramic cap　もしくは　Ceramic cover

ただし，米国人に「Ceramic（セラミック）」と言うと「**Porcelain（ポーセレン）？**」と聞き返されることがよくあるので注意しましょう．

※本項では臼歯部のCAD/CAMは反映していません．

シーン10 抜歯後の注意

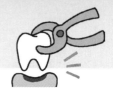

しっかりガーゼを噛んでください

Bite down firmly on the gauze pack.

通じない場合 ▶ firmly → strongly

抜歯後24時間は強くうがいをしないようにしてください

Don't rinse your mouth hard for twenty-four hours.

抜歯した部位をつつかないようにしてください

Don't poke at extraction site.

> Hint! 抜歯を意味する「エキスト」は「extraction」の略語です。

抜歯した部位を指や舌で触らないようにしてください

Keep fingers and tongue away from extraction site.

吸ったり，つばを吐いたりしないでください

Avoid sucking, spitting.
(アボイド) (サッキング) (スピッティング)

血が止まりません

Bleeding will not stop.
(ブリーディング)

> **Hint!** 「sucking」はサクション，「spitting」はスピットンをイメージ！

抜歯後24時間はアルコールや運動を避けてください

Avoid alcohol and exercise for twenty-four hours.
(アボイド) (アルコホール) (エクササイズ)

治癒が遅くなってしまいます

It could delay healing process.
(ディレイ) (ヒーリング) (プロセス)

明日，様子をみますのでご来院ください

Please come back tomorrow for check-up.

1週間後に抜糸をしますのでご来院ください

Please come back after one week to remove stitches.
(スティッチーズ)

シーン11 歯周病検査

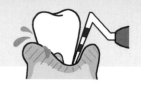

※歯周病に関連する基本用語については
　p.114〜115をご参照ください．

歯周病検査をする

これから歯肉の検査をします
I will exam(イグザム) your gums.

検査の前に質問させてください
Before exam(イグザム), let me ask you a few questions.

歯磨きをする際に，歯肉から血は出ますか？
Do your gums(ガムズ) bleed(ブリード) when you brush(ブラッシュ) your teeth?

口臭は気になりますか？
Are you concerned(コンサーンド) about bad(バッド) breath(ブレス)?

それを感じるのはいつですか？
When do you feel the most?

冷たいものはしみますか？

Do you have **sensitivity**（センシティビティ）to cold drink？

タバコを吸いますか？

Do you smoke？

Hint! 「Yes」と答えられたら，続けて「How many a day？（1日に何本吸いますか？）」と聞いてみましょう.

今から歯肉の検査をするので，椅子を動かします

Now I will move chair（チェア）to exam（イグザム）your gums.

歯周ポケットの深さと出血を調べます

I will measure（メジャー）**pocket（ポケット）depth（デプス）** of your gums and **bleeding（ブリーディング）**.

器具を使うのですこしチクチクするかもしれません

I will use instrument（インスツルメント），
you may feel **prickle（プリックル）** just a little.

椅子を動かします

I will move your chair.
チェア

お口をゆすいでください

Please rinse your mouth.
リンス

通じない場合 ▶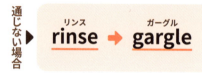

rinse ➡ gargle
リンス　　ガーグル

歯周病検査の結果を説明する

あなたは重度の歯周病です

You have serious periodontal disease.

○mmの深いポケットがいくつかあり，出血しています

Some pockets are ○mm deep and bleeding.

右上の第2大臼歯がグラグラしています

Your upper right second molar in loose.

プラークや歯石は，歯周病の原因になります

Plaque and tartar can cause periodontal disease.

むし歯や歯周病を予防するために歯石を除去します

Teeth cleaning removes tartar to prevent cavity, and periodontal disease.

通じない場合 ▶ periodontal disease ➡ gum disease

シーン12 スケーリング

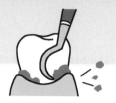

※本項では患者さんへの説明用語として，スケーリングをクリーニングと表現しています．

スケーリングを始める前

こんにちは，歯科衛生士の○○です．
Hello, I am ○○, your dental hygienist.
（デンタル　ハイジニスト）

歯のクリーニングは最後にいつされましたか？
When was last teeth cleaning?

前回クリーニングをした際，何か問題はありましたか？
Any problem last time?
（プロブレム）

> **Hint!** ここで「Yes」と答えられた場合，聞き取りに自信のある方は「Describe me the problem（何があったかを教えてください）」と聞いてみましょう．
> （ディスクライブ）

椅子を動かします
I will move your chair.
（チェア）

鏡を持って，お口の中を見てください
Please hold mirror and look inside of your mouth.
（ホールド　ミラー　インサイド）

72

歯に歯石がついているのが見えますか？

Do you see tartar(ターター) on your teeth?

歯肉が腫れているのがわかりますか？

Do you see your swollen(スウォルン) gums?

歯肉が炎症を起こしています

Your gums are inflamed(インフレイムド).

歯石を除去するのに超音波スケーラーを使います

I will use ultrasonic(ウルトラソニック) to remove(リムーブ) your tartar(ターター).

通じない場合 ▶ ultrasonic(ウルトラソニック) ➡ electric(エレクトリック) equipment(イクイップメント)

通じない場合 ▶ electric(エレクトリック) equipment(イクイップメント) ➡ machine(マシーン)

Hint! ハンドスケーラーを使うときは「**hand instrument（ハンドインスツルメント）**」と言いましょう．単純に「instrument（インスツルメント）」でも大丈夫です．

霧状の水を噴射しながら，歯石を除去します

It sprays mist of water and remove tartar.

眼鏡を外してください

Please take off your glasses.

顔にタオルをかけます

I will put towel on your face.

↓

目を保護するためです

To protect your eyes.

防護ゴーグルをおかけします

I will put eye glasses.

↓

破片が入らないようにするためです

To protect from flying debris.

何かありましたら，左手をあげてください

Please raise left hand,
if you feel uncomfortable.

クリーニングを始めます

I will start cleaning your teeth.

すこし痛いかもしれません

It may hurt just a little.

Hint! 日本人の患者さんに対しても同様ですが，あらかじめ「すこし痛いかもしれない」と伝えておくことで患者さんは安心します．治療を受け入れてもらいやすくするための，大切なフレーズです．

スケーリング中の説明と指示

お口を開けてください

Please open your mouth.

エアーをかけて乾燥させます

I dry off your teeth by air.

お口を半分閉じてください

Please half close your mouth.

Hint! 臼歯部をスケーリングする際によく使う言葉ですね.

頭を右へ向けてください

Turn your head to the right.

または

頭を左へ向けてください

Turn your head to the left.

顎を引いてください

プル　　　　チン
Pull your chin down.

お水を吸います

I will <u>suck up</u> water.
サック　アップ

通じない場合 ▶ <u>suck up</u> ➡ <u>remove</u>
　　　　　サック　アップ　　リムーブ

歯の着色を取ります

I will remove stains from your teeth.
リムーブ　ステインズ

これから歯の表面がつるつるになるよう研磨します

Now I will polish your teeth to make smooth.
ポリッシュ　　　　　　　　スムーズ

お口を洗い流します

I will rinse your mouth.
リンス

今日の処置は終わりです

Your treatment is done for today.
ダン

Hint! 「今日の処置」と言うときは必ず「for」を入れること！「Your treatment is done today」だと「今日で治療が終わります」と誤解されてしまうので注意！

シーン12　スケーリング

77

Point! 歯面清掃器を使う場合

　スケーリングといっしょに歯面研磨も行う場合が多いと思います．そこで歯面清掃器を使う際，超音波スケーラーなどと違ってパウダーを使用するため，外国人の患者さんから「What?」と聞かれることがあります．そのため歯面清掃器を使うときは，以下のように伝えるとより丁寧でしょう．

I will use airflow to remove stain.
エアフローを使って着色を取ります
Airflow uses air spray, polishing powder and jet stream of water to remove stains.
エアフローはエアーと研磨パウダーと水を使用し，着色を除去します

スケーリングが終わった後

タオルを外します

I will remove your towel.

椅子を動かします

I will move your chair.

お口をゆすいでください

Please rinse your mouth.

通じない場合 ▶ rinse ➡ gargle

次回は上（下）の歯をクリーニングします

I will clean your upper (bottom) teeth next time.

シーン12 スケーリング

知覚過敏が起こる場合がありますが，自然に治ります

You may have sensitivity for a few days, but it will go away.
（センシティビティ）

出血しても歯磨きを続けてください

You may see gum bleeding, but continue brushing.
（ブリーディング）

Point! 処置に対して文句を言われてしまったら

　患者さんから「It was terrible（怖かった）」「I had a pain（痛かった）」などと文句を言われたときは，
（テリブル）

Sorry to hear that.
大変でしたね

と伝えましょう．日本ではとりあえず謝る場合が多いですが，相手が外国人の場合，謝罪の言葉は気をつけて使う必要があります．

「Sorry（ごめんなさい）」だけだと，外国人の患者さんは何について謝られているかがわかりませんし，「謝っているということはそっち（術者側）が悪いんだ」と誤解されてしまうので，Sorryの後に「to hear that」を必ず加えてください．

80

スケーリング後の再診時

前回のクリーニング後，痛みはありましたか？

Did you have any pain from last cleaning ?

その後よくなりましたか？

Are you getting better ?

その後お変わりないですか？

Any changes from last visit ?

歯肉の調子はいかがですか？

How are your gums ?

歯肉の状態は良くなってきていますよ

Your gums are getting better.

↓

この調子で続けましょう

Let's keep it up.

シーン12 スケーリング

シーン13 ブラッシング指導

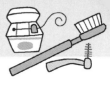

歯ブラシの使い方

今日は歯磨きの練習をしましょう
We will practice brushing your teeth today.

はじめにプラークを染め出します
First I will put colored dye on your teeth.

プラークは赤く染まります
It shows your plaque red.

手鏡を持って，お口の中を見てください
Please hold mirror and look inside of your mouth.

プラークがついているのが見えますか？
Do you see plaque?

歯肉が赤く腫れています

Your gums are red and swollen.
スウォルン

健康な歯肉は引き締まってピンク色をしています

Healthy gums are firm and pink.
ヘルシー　　　　　ファーム

歯ブラシは軟らかめ，硬め，普通のどれをお使いですか？

Do you use soft, hard or medium toothbrush?
ミディアム　　トゥースブラッシュ

歯ブラシを鉛筆を持つように持ってください

Hold toothbrush like a pencil.

歯ブラシの毛先を歯ぐきに45度の角度で当ててください

Place your toothbrush at forty-five degree
プレイス　　　　　　　　　　　　　　　　　　　　ディグリー
angle to the gums.
アングル

歯ブラシをやさしく小刻みに，前後に動かします

Gently move back and forth with short stroke.
ジェントリー　　　　　　　　フォース　　　　　　　ストローク

まずは外側，内側，そして噛む面を磨いてください

Brush outer, inner, and chewing surface
of teeth.

前歯を磨くときは，歯ブラシを垂直に当てて，上下に動かしてください

To clean front teeth, move toothbrush
vertically with up-down stroke.

一日2回磨いてください

Brush your teeth twice a day.

Hint! 3回の場合は「three times（スリータイムス）」！

歯ブラシは1カ月ごとに交換してください

Change your toothbrush every month.

歯ブラシの先が広がってきたら交換してください

Change your toothbrush if it begins to
show wear.

歯間ブラシの使い方

歯間ブラシは使っていますか？

Do you use interdental brush?

歯ブラシだけでは，歯の間のプラークまで取れません

If you use only toothbrush,
plaque between teeth are left behind.

歯間ブラシを使えば，プラークがしっかり除去できます

Interdental brush improves plaque removing.

歯と歯肉の間にゆっくり歯間ブラシを挿入させます

First, insert interdental brush gently into the gap within gums and teeth.

挿入させたらゆっくり5回ほど往復させます

Then, move gently five times.

歯間ブラシは水で洗ってください

Please wash your interdental(インターデンタル) brush(ブラッシュ) with water.

繰り返し使えます

You may use it again.

歯間ブラシは2週間で交換してください

After two weeks, change your interdental(インターデンタル) brush(ブラッシュ).

デンタルフロスの使い方

デンタルフロスは，歯の間のプラークを落とします

Dental floss removes plaque between teeth.

毎食後フロスをしてください

Use dental floss after every meal.

歯の間にやさしくスライドさせながら挿入してください

Slide floss between teeth gently.

歯に引っかけるようにして，やさしく上下に動かしてください

Wrap your teeth and move gently up and down.

シーン13　ブラッシング指導

87

シーン14 ホワイトニング

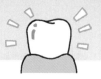

施術前の注意

施術中（後）に痛みが生じることがあります
You may have pain while(after) teeth whitening.

施術をする前に痛み止めを飲まれますか？
Would you like to take painkiller in advance?

歯のクリーニングとホワイトニングは違うものです
Teeth cleaning and teeth whitening is different.

> **Hint!** 日本人の患者さんも同様ですが，「歯のクリーニング」と「ホワイトニング」の違いがわからずに処置を希望される方は少なくありませんので，処置前に確認しておくとよいでしょう．

歯のクリーニングでは歯石やプラーク，着色を除去します
Teeth cleaning removes tartar, plaque and stain.

ホワイトニングでは，あなたの本来の歯の白さを取り戻します
Teeth whitening whiten your teeth and restores natural whitness of your teeth.

一回では歯が白くなりませんので，ご理解ください

Please understand teeth whitening may not whiten your teeth at once.

個人差がありますが，数回必要な場合もあります

Depends on individual, it may need several times.

個人差がありますが，歯の白さは半年から1年ほど続きます

Depends on individual, it will last between six months to one year.

> **Hint!** これは患者さんから「How long does whitening last？（どのくらい白さはキープできるの？）」と聞かれたときに答えましょう．こちらからあえて言わなくてOKです．

丸暗記キーワード！　　　　　　**Depends on individual**

ホワイトニング後の歯の白さに限らず，たとえばう蝕処置後に生じる痛みの度合いやスケーリング後の歯肉の改善度など，"人によって結果が異なる処置"というのは歯科では多々ありますね．そのような**「個人差があり，結果が断言できない場合」**に使える便利な表現ですので，ぜひ覚えておきましょう．

オフィスホワイトニングをする

歯を研磨します

I will polish your teeth.

お口をゆすいでください

Please rinse your mouth.

通じない場合 ▶ rinse ➡ gargle

唇の乾燥予防にジェルを塗ります

I will put gel on your lips to prevent from dry.

リトラクターでお口を広げます

I will put plastic retractor to wide your mouth.

お口の周りにフェイスシートをつけます

I will put face paper sheet around your mouth.

唇の下にコットンを入れます

I will put cotton role under lips.

防護ゴーグルをおかけします

I will put eye glasses.
グラスィズ

目を保護するためです

To protect your eyes.

歯肉を保護するために，ペーストをつけて光で固めます

I will put paste to protect your gums and
ペイスト
apply light.
アプライ

歯肉にすこし不快感があるかもしれません

Your gums may feel uncomfortable just a little.
アンコンフォタブル

ホワイトニング剤を塗っていきます

I will put gel on your teeth.

12分間，光を当てます

I will pour light for twelve minutes.

ジェルをふき取ります

I will remove gel.

再度ホワイトニング剤を歯に塗ります

I will put gel on your teeth again.

12分間，2回目の光を当てます

Second light for twelve minutes.

以上で処置は終わりです

Your treatment is done.

リトラクターを外します

I will remove retractor.

施術後の注意

念のため痛み止めを希望されますか？

Would you like to take painkiller just in case?

24時間は歯がしみるかもしれませんが，元に戻ります

You may feel sensitivity for twenty-four hours but it backs to normal.

色の濃い食べ物や飲み物は48時間避けてください

Please avoid dark foods and liquid next forty-eight hours.

⬇

コーヒー，紅茶，赤ワイン，トマトペースト，チョコレート，カレーなどです

Such as coffee, tea, red wine, tomato paste, chocolate and curry.

⬇

歯に着色がつきやすくなります

Those may stain your teeth.

ホームホワイトニングの説明

マウスピースの内側（唇側）に米粒大のジェルを塗ります

Place a small drop of whitening gel on inner front of tray.

マウスピースを装着し，1～2時間おいてください

Wear it for one to two hours.

しみないようでしたら，マウスピースは一晩中つけていても構いません

You can wear it overnight if no sensitivity.

通じない場合 ▶ wear ➡ use

使用後のマウスピースは水で洗ってください

After using tray, wash with water.

ジェルは冷蔵庫で保管してください

Keep gel in the refrigerator.
リフリジレイター

Hint! 冷蔵庫は「refrigerator」と長く発音しなくても，**「fridge（フリッジ）」**でも通じます．ただし，「freezer（フリーザー）：冷凍庫」と間違えないように！

2週間に1度のペースで行ってください

Use it once every two weeks.

シーン14　ホワイトニング

95

シーン15 小児歯科 〜子ども編

処置中の子どもへの声がけ

○○くん（ちゃん），すごいね！

○○, you are doing great !

> Hint! 海外では，小児の患者さんは名前（ファーストネーム）を呼んであげるのが一般的です．

えらいね！

So brave(ブレイブ) !

かっこいいね！

You are awesome(オーサム) !

もうちょっとで終わるからね

You are almost(オルモスト) done(ダン).

あと1回で終わるからね

One more time, and you are over.

子どもへの処置の説明

> **Point!** 子どもには「単語」のみで！
>
> 子どもには具体的に説明をするとかえって怖がられてしまうため，わかりやすいイメージの単語だけで伝えます．

X線写真

Tooth picture

防護服

ケイプ
Cape

歯肉の腫れ

シック
Sick gums

むし歯

シュガー　バグ　　モンスター　バグ　　キャビティー　バグ
Sugar bug / Monster bug / Cavity bug

> **Hint!** どれを使ってもよいですが，院内で統一しましょう．

探針
Tooth counter
（カウンター）

歯をクリーニングする
Tickle teeth
（ティクル）

ロールワッテで防湿する
Tooth raincoat
（レインコート）

フッ素
Tooth vitamins
（バイタミン）

表面麻酔
Jelly
（ジェリー）

局所麻酔
Sleepy juice
（ジュース）

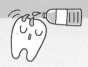

歯の感覚がなくなる

Tooth asleep
（アスリープ）

歯を削る

Super fast toothbrush
（スーパー ファスト トゥースブラッシュ）

歯に響く

Mr. Bumpy
（ミスター バンピー）

> **Hint!** 「Bump」は「ドスンとぶつかる」「ガタガタと揺れる」という意味合いがあるので，歯を削るとき，歯を磨くときなど，歯に振動を与える処置をする際に使えます．「ミスター」ではなく，「ミス」や「マダム」でもOKです！

バキューム

Tooth straw
（ストロー）

水をかける

Tooth shower
（シャワー）

エアーをかける

Here comes wind
（ウィンド）

シーン15　小児歯科〜子ども編

シーラント

Tooth paint（ペイント） / Mouth star（スター） / Sticker（スティッカー）

光重合

Flashlight（フラッシュライト） / Magic light（マジック）

印象

Tooth print（プリント）

クラウンを被せる

Protection hat（プロテクション）

抜歯

Wiggle tooth（ウィグル）

Point! 使っちゃダメ！　小児歯科のNGワード

　特に以下の「小児歯科3大NGワード」は，小さな子どもには絶対に使わないようにしてください．

Shot：注射

Hurt：痛い

Pain：痛み

その他，「Drill（削る）」や「X-ray（X線写真）」なども子どもに恐怖心を与えてしまうので避けたほうがよいでしょう．基本的に子どもに説明するときは，本シーンでご紹介している"シンプル＆ポジティブ"な英単語で！

シーン15

小児歯科〜子ども編

シーン16 小児歯科 〜保護者編

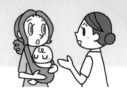

フッ化物塗布

フッ素を塗ります

I will **apply** fluoride.
（アプライ）（フルアライドゥ）

通じない場合 ▶ apply（アプライ） ➡ put（プット）

フッ素は歯を強くしてくれます

Fluoride helps to strengthen teeth.
（フルアライドゥ）（ストレングゼン）

30分間は食べたり飲んだり，うがいをしたりしないでください

Please do not eat, drink or rinse for thirty minutes.
（リンス）

通じない場合 ▶ rinse（リンス） ➡ gargle（ガーグル）

シーラント

シーラントはフッ素が入ったプラスチックの詰め物です

Sealant is filling with fluoride.

シーラントを歯の溝に入れることで，むし歯予防になります

Sealant is placed in grooves of tooth to prevent cavity.

シーラントは治療ではなく，むし歯の予防処置です

Sealant is not treatment but prevents from cavity.

通じない場合 ▶ cavity → bad tooth

Hint! むし歯は英語圏では「Cavity（キャビティー）」もしくは「Decay（ディケイ）」といいます．相手が英語圏以外の方だと通じない場合が多いので要注意！（p.113参照）

シーン16　小児歯科〜保護者編

103

Advanced!

食事指導にチャレンジ！

　食事指導でよく使うフレーズをご紹介します．特に親子連れの患者さんが多い医院の方は，ぜひチャレンジしてみてください．

お子さんは一日に何回おやつを食べますか？

How often does he (she) eat snacks a day?

（オーフン）

おやつの回数を決めることで，むし歯を予防できます

Limiting number of snacks prevents cavity.

（リミティング）（プリベンツ）（キャビティー）

砂糖はお口の菌を増やし，酸性にして歯を溶かします

Sugar increases mouth bacteria to form acids that attack tooth.

（インクリースィズ）（バクテリア）（フォーム）（アシッド）

砂糖がたくさん入ったおやつや炭酸飲料，菓子パンは3歳まではなるべく与えないようにしましょう

Sugary treats, candy, soda and pastries should be limited for under three years old.

（シュガー）（トリーツ）（ペイストリーズ）（リミティド）

Hint! お菓子の種類や子どもの年齢などは，医院の方針に合わせてアレンジしてください！

おやつには果物や野菜，牛乳やヨーグルトなどをお勧めします

We recommend fruits, vegetables, milk and yogurt for snack.

飲み物はお茶やお水をお勧めします

We recommend tea or water.

> **Hint!** 何かを勧めたいときは「I recommend」ではなく「**We recommend**」と言います．「I（個人）」の意見ではなく「We（医院全体）」の意見として強く訴えることができます．

食事の後は○○くん（ちゃん）に歯磨きをさせるようにしてください

After meal, let ○○ brush his (her) teeth.

↓

ただ，最後に必ず仕上げ磨きをしてあげてください

But after, you should always finish.

> **Hint!** 子ども自身に何かをさせるときは子どもが主体となるので，できるだけその子の名前（ファーストネーム）で呼んだほうが望ましいでしょう．

シーン17 薬の処方

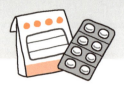

薬局で処方してもらう場合

処方せんをお渡しします

Here is your **prescription**.
（プリスクリプション）

お近くの薬局に処方せんをご持参ください

Please take it to any **drug store** which is **convenient** for you.
（ドラッグ　ストア）（コンビニエント）

▶ 通じない場合

drug store ➡ **pharmacy**
（ドラッグ　ストア）（ファーマシー）

Hint! ヨーロッパ圏の患者さんに「Drug store」と伝えると「Pharmacy？」と聞かれることがあるので，どちらの言い方も覚えておきましょう！

院内で処方する場合

シーン17 薬の処方

処方どおりに薬を服用してください

Please follow prescription.
（プリスクリプション）

抗生剤は毎食後に1回1錠，3日間お飲みください

Take one antibiotic three times a day,
（アンティバイオティック）
after every meal for three days.
（ミール）

痛み止めは1回1錠，4〜6時間おきに飲んでください

Take one painkiller every four to six hours.
（ペインキラー）

痛みがあるときだけ飲んでください

Please take painkiller only when you feel pain.
（ペインキラー）

通じない場合

▶ painkiller ➡ pain medicine
（ペインキラー）　（ペイン）（メディスン）

107

シーン18 診療が終わったら

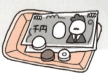

会計をする

お会計は2,050円です

Your dental fee(フィー) is two thousand fifty yen.

> **Hint!** 金額を英語で読み上げるのが難しい場合は，「Here is your dental fee（金額はこちらです）」と言いながら，領収書など金額の数字がわかるものを見せてもよいでしょう．でも，できればトラブルを防ぐためにも金額を読み上げるほうがベターです！（p.111参照）

お支払いは現金のみとなっております

We accept(アクセプト) cash only(キャッシュ).

クレジットカードが使えます

We take a credit card.

保険適用の治療費は現金のみでお願いします

Cash only for Japanese(ジャパニーズ) health(ヘルス) insurance(インシュランス) coverage(カバレッジ).

自費の治療費のみ，クレジットカードでお支払いいただけます

Credit card is acceptable only for non Japanese health insurance treatment.

950円のおつりをお渡しします

Here is your change, nine hundred fifty yen.

Hint! おつりの金額を数える場合は，簡単に「950」を「9」と「50」に分けて「nine-fifty」と言ってもOKです（p.111参照）.

英語の領収書をお渡しします

Here is your receipt in English.

再発行はいたしませんので，失くさないようにしてください

We do not reissue, please don't lose.

シーン18 診療が終わったら

109

次回の予約を取る

次回のご予約をお取りします
We will make your next appointment.

来週の月曜日の午後1時はいかがですか？
How about next Monday one PM?

次回のご予約は5月25日の午後1時です
Your next appointment is May twenty-fifth one PM.

Hint! 受付のカレンダーを指して確認してもよいですが，曜日が英語で記載されていないと「Which is Monday？」と聞かれ，カレンダーの説明からしなければいけなくなってしまうので要注意です．

診察券をお渡しします
Here is your dental card.

次回ご持参ください
Please bring it next visit.

それではよい一日を

Have a good day.

Hint! 夕方や夜の診察の場合は「**Have a good evening**」と言いましょう．

お大事にどうぞ

Please take care.

Hint! 特に痛みを伴う処置後や，処置中に患者さんが痛がってしまったりした場合は「Have a nice day（evening）」はNGなので，こちらの「Please take care」を使いましょう．

Point! 金額の伝え方

　お金のトラブルはできるだけ避けたいものです．特に患者さんが非英語圏の方の場合，相手の英語力も人それぞれですので，会計時にはできるだけ金額をきちんと読み上げたほうがよいでしょう．

①患者さんにお金を支払ってもらうとき
　特に相手に請求する場合（支払いをしてもらう場合）は，**いただく金額の数字をきちんと読み上げる**というのが一般的です．現金で扱う範囲であれば，通常は「千の位」「百の位」「十の位以下」の3つに分けて考えます．
　1,510円 ⇒ **one thousand** / **five hundred** / **ten**（yen）

②患者さんにおつりを渡すとき
　こちらからお金を渡すときは省略した言い方でもOKです！
　1,510円 ⇒ **one thousand** / **five hundred** / **ten**（yen）
　　　　　　もしくはシンプルに fifteen-ten（15-10 yen）でもOK

※本来，たとえば 1,010 は「One thousand and ten」，101 は「One hundred and one」といったように，十の位もしくは百の位が 0 の場合は通常「and」を入れますが，難しいようでしたら and を省いても OK です．

111

知っておきたい 基本用語

歯肉	**Gums** （ガムズ）

> 歯肉そのものを表す場合は通常複数形ですが、「gum bacteria」「gum disease」のように後に単語が続く場合は単数形の「gum」になります.

口	**Mouth** （マウス）

上顎	**Upper jaw** （アッパー ジョー）

> 患者さんのほうが使い分けて言ってくるので注意！（歯科から言うときはどっちでも大丈夫です）

下顎	**Lower jaw / Bottom jaw** （ロウワー ジョー / ボトム ジョー）

中切歯（前歯）	**First front tooth** （ファースト フロント トゥース）

側切歯	**Second front tooth** （セカンド フロント トゥース）

犬歯	**Canine** （ケーナイン）

第一小臼歯

ファースト　プリモラー
First premolar

> ▶ 通じない場合は　First Small tooth
> （ファースト　スモール　トゥース）

> 「小臼歯」は，一般的に英語圏では「プリ・モラー」，非英語圏では「スモール・トゥース」で伝わります．

第二小臼歯

セカンド　プリモラー
Second premolar

> ▶ 通じない場合は　Second Small tooth
> （セカンド　スモール　トゥース）

第一大臼歯

ファースト　モラー
First molar

> ▶ 通じない場合は　First Big tooth
> （ファースト　ビッグ　トゥース）

> 「大臼歯」は，一般的に英語圏では「モラー」，非英語圏では「ビッグ・トゥース」で伝わります．

第二大臼歯

セカンド　モラー
Second molar

> ▶ 通じない場合は　Second Big tooth
> （セカンド　ビッグ　トゥース）

智歯（親知らず）

ウィズダム　トゥース
Wisdom tooth

> ▶ 通じない場合は　Third Big tooth / Last tooth
> （サード　ビッグ　トゥース　　ラスト　トゥース）

う蝕

キャビティー　ディケイ
Cavity / Decay

> ▶ 通じない場合は　Bad tooth
> （バッド　トゥース）

知っておきたい基本用語

113

知っておきたい
基本用語

歯肉炎	**Gingivitis**（ジンジャバイタス） ▶ 通じない場合は **Gum disease**（ガム ディジーズ）

> 「Gum disease」は総じて「歯ぐきの病気」という意味です．「Gingivitis」や「Periodontal disease」は英語圏にしか通じないので，非英語圏の患者さんには歯肉炎と歯周病をまとめて「Gum disease」と伝えましょう．

歯周病	**Periodontal disease**（ペリオドンタル ディジーズ） ▶ 通じない場合は **Gum disease**（ガム ディジーズ）

重度の歯周病	**Serious periodontal disease**（シリアス ペリオドンタル ディジーズ） ▶ 通じない場合は **Serious gum disease**（シリアス ガム ディジーズ）

歯石	**Tartar**（ターター）

> 専門用語では歯石は「Calculus（カルキュラス）」ですが，患者さんには「Tartar」のほうが伝わります．

歯肉縁上歯石	**Tartar above the gums**（ターター アバーブ ザ ガムズ）

歯肉縁下歯石	**Tartar below the gums /**（ターター ビロー ザ ガムズ） **Tartar under the gums**（ターター アンダー ザ ガムズ）

歯周ポケット **Periodontal pocket**
（ペリオドンタル　ポケット）

出血 **Bleeding**
（ブリーディング）

根分岐部病変 **Lost bone between the roots**
（ロスト　ボーン　ビトウィン　ザ　ルーツ）

動揺歯 **Tooth in loose**
（トゥース　イン　ルース）

> 「loose」は「ルース」と読みます.
> 「ルーズ」と間違えないように注意！

細菌 **Bacteria**
（バクテリア）

知っておきたい
基本用語

ファースト　フロント　トゥース
First front tooth

セカンド　フロント　トゥース
Second front tooth

ケーナイン
Canine

マウス
Mouth

アッパー　ジョー
Upper jaw

ロウワー　ジョー
Lower jaw /
ボトム　ジョー
Bottom jaw

キャビティー　ディケイ
Cavity / Decay
バッド　トゥース
(Bad tooth)

116

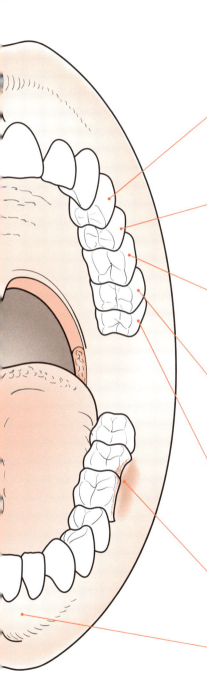

ファースト　プリモラー
First premolar
ファースト　スモール　トゥース
(First Small tooth)

セカンド　プリモラー
Second premolar
セカンド　スモール　トゥース
(Second Small tooth)

ファースト　モラー
First molar
ファースト　ビッグ　トゥース
(First Big tooth)

セカンド　モラー
Second molar
セカンド　ビッグ　トゥース
(Second Big tooth)

ウィズダム　トゥース
Wisdom tooth
サード　ビッグ　トゥース　ラスト　トゥース
(Third Big tooth / Last tooth)

ペリオドンタル　ディジーズ
Periodontal disease
ガム　ディジーズ
(Gum disease)

ガムズ
Gums

117

付録

①領収書

②問診票

③自費治療費の一覧

④リコールはがき

本項では，英語の「領収書」「問診票」「自費治療費の一覧」「リコールはがき」の書き方の見本をご紹介しています．また以下の URL，もしくは QR コードからテンプレートをダウンロードできますので，本書の見本をご参照いただきながら，皆さんの医院の診療内容に合わせて編集し，ご活用ください．

データのダウンロードとご利用について
下記 URL または QR コードから無料でテンプレートをダウンロードすることができます．
https://www.ishiyaku.co.jp/ebooks/433630/

注意事項
- 入力による編集には Microsoft Excel のソフトが必要です．
- お客様がご負担になる通信料金について十分にご理解のうえご利用をお願いします．
- 本データを無断で複製・第三者へデータを再配布することは法律により禁止されています．

お問い合せ先
https://www.ishiyaku.co.jp/ebooks/inquiry/

①領収書

付録

公的な書類ですので，医院名・住所・電話番号は必ず入れましょう！

住所は
①マンション名・部屋番号
②丁目・番地・号
③市区町村
④都道府県
⑤郵便番号
と日本語と逆順に書きます

領収書は基本的に患者さんが自国で使用するためのものですので，「+81」から始まる国際式の電話番号を表記します

医院名
○○ DENTAL OFFICE

医院の住所
1-7-10 Honkomagome Bunkyo-ku Tokyo, 113-8612

医院の電話番号
Tel: +81-3-1234-5678

Patient name 患者氏名： Smith, Jane	Date 領収書発行日： 5/20/2019

Charge Summary 内訳	
First Initial Fee 初診料	¥5,000
Basic Examination and Diagnosis 基本検査・診断	¥15,000
Partial X-Ray デンタルX線写真	¥700
Doctor's fee will be applied for Inlay and Crown ドクター治療費	¥15,000
Gold filling (Inlay) ゴールド（インレー）	¥30,000
Sales (Consumption) Tax 消費税	¥5,256
Total Charge (Yen) 治療費合計（円）	¥70,956
Drのサイン	T. Yamada, D.D.S

公的な書類では名字→名前の順で記入します．名字と名前の間にはカンマ（,）を入れましょう

通常，サインの後に歯科医師を示す「, D.D.S」を記入します

海外では通常，月／日／年の順で表記します．ヨーロッパでは日／月／年の順が一般的なので要注意！

※内訳の内容と金額は，各状況に応じて編集してください．
※英語の領収書を求められるのは，患者さんが旅行者などの「短期滞在者」で，自国に帰ったときに必要な場合です．患者さんが長期滞在者で日本の保険証を持っている場合は，日本語の領収書を渡します．

121

②問診票

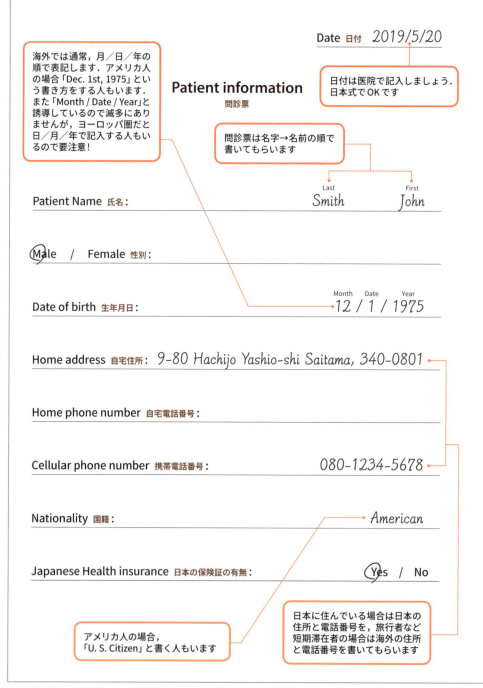

Medical / Dental history
全身的／歯科的既往歴

1. Purpose of your visit: *Tooth pain*
来院された理由

2. Are you having any pain or discomfort at this time?   (Yes) / No
現在痛みや違和感はありますか？

If so, 「Yes」と答えた方
1. front tooth 前歯   (2.) back tooth 奥歯   3.gums 歯肉   4. Unknown わからない

3. Have you ever had problems with prolonged bleeding from injury or tooth extraction?   Yes / (No)
いままでけがや抜歯で血が止まらなかったことはありますか？

4. Have you had any unusual reaction to local anesthetic?   Yes / (No)
いままで歯科麻酔で気分が悪くなったことはありますか？

5. How is your current health condition?
現在の健康状態はいかがですか？

1. good 良好   (2.) ordinary 普通   3. bad 不良
4. pregnant or possibly of pregnant (   ) months 妊娠中または妊娠の可能性がある（＿カ月）

6. Circle any of the following which you have had or now have and the date of diagnosis:
いままで以下の病気にかかったことはありますか？　ある場合はいつ頃かを（　）にご記入ください

1. heart disease 心臓疾患（   ）   2. respiratory (breathing) system disease 呼吸器疾患（   ）
3. blood disease 血液疾患（   ）   4. diabetes 糖尿病（   ） (5.) liver disease 肝疾患（ *2 years ago*
6. kidney disease 腎疾患（   ）   7. gastrointestinal (digestion) disease 消化器疾患（   ）
8. rheumatism リウマチ（   ）   9. sinus trouble 鼻炎（   ）   10. asthma 喘息（   ）
11. blood pressure: High / Normal / Low 血圧：高い／正常／低い（   ）
12. others その他（   ）

7. List all the medication, you are taking:
現在服用中の薬がありましたら教えてください

8. List all the medication or drugs, you are allergic to:
アレルギーがありましたら教えてください

9. Number of time you brush your teeth   *2* / day
一日に何回歯を磨きますか？

③自費治療費の一覧

> 受付で患者さんに提示するものですが，旅行者などの短期滞在者から，加入している保険会社に提出する目的でこの表を求められる場合があります．そのため住所と電話番号（国際式）は表記したほうがよいでしょう．

○○ DENTAL OFFICE
1-7-10 Honkomagome Bunkyo-ku Tokyo, 113-8612
Tel: +81-3-1234-5678

Non Insurance Dental Treatment & Fees　自由診療費

First Initial Fee / Second opinion　初診料／セカンドオピニオン	¥5,000
Basic Examination & Diagnosis　基本検査・診断	¥15,000
Panoramic X-Ray　パノラマX線写真	¥3,500
Partial X-Ray　デンタルX線写真	¥700
Professional Teeth Cleaning　クリーニング	¥10,500
Tooth Whitening　ホワイトニング	¥30,000
Plastic filling (CR)　コンポジットレジン	
front　前歯	¥9,000
premolar/molar　小臼歯／大臼歯	¥11,500
Doctor's fee will be applied for Inlay and Crown　ドクター治療費	¥15,000
Metal filling (Inlay)　パラジウム（インレー）	
premolar　小臼歯	¥15,000
molar　大臼歯	¥20,000
Gold filling (Inlay)　ゴールド（インレー）	¥30,000
Hybrid Ceramics (Inlay)　ハイブリッド（インレー）	¥35,000
Ceramic white filling (Inlay)　オールセラミック（インレー）	¥70,000
Root canal treatment and temporally filling　根管治療・仮封	
front　前歯	¥20,000
premolar　小臼歯	¥26,000
molar　大臼歯	¥33,000
Metal crown　パラジウム（クラウン）	
premolar　小臼歯	¥22,000
molar　大臼歯	¥27,000
Gold crown　ゴールド（クラウン）	¥90,000
Hybrid Ceramics crown　ハイブリッド（クラウン）	¥80,000
Metal Bond crown　メタルボンド（クラウン）	¥120,000
Ceramic White crown　オールセラミック（クラウン）	¥160,000
Extraction　抜歯	
front　前歯	¥8,000
premolar　小臼歯	¥10,000
molar / wisdom tooth　大臼歯／智歯	¥15,000
Night Guard　ナイトガード	¥20,000
Sealants　シーラント	¥3,000
Dental certificate　歯科診断書	¥3,000

Above fees exclude Sales (consumption) Tax　上記費用に消費税は含まれません

※内容，および金額は，各医院の治療内容に合わせて編集してください．

④リコールはがき

付録

リコールはがきは，国内での使用を想定しているため日本の電話番号を書きます

患者さんははがきを見ながら電話をかけてくる場合が多いので，診療時間は明記しましょう

医院の名前
○○ DENTAL OFFICE

医院の住所
1-7-10 Honkomagome Bunkyo-ku Tokyo, 113-8612

医院の電話番号
Tel: 03-1234-5678

診療時間
Monday through Friday 10:00 AM - 1:00 PM, 3:00 PM - 7:00 PM

該当するほうに○をつけましょう

リコールはがきでは名前→名字の順で記入します

(Mr)
Miss / Mrs.

患者氏名
John Smith

担当Dr名
DR. Yamada

該当するほうに✔をつけましょう

It's time for your Dental Examination and Cleaning!!
定期検診とクリーニングのご案内

☐ Please call today for your appointment
ご予約のお電話をお待ちしています

☑ Your appointment is:
あなたのアポイント日時は

リコールはがきの年月日は日本式の順序でOKです

Date 日付 :   2019/5/20   /   Time 時間 :   11:30 AM

If you are unable to keep your appointment, Please give us a call.
So we may reschedule.
もしご予約に変更がある場合，再予約を取りますのでお電話ください

125

索引

あ

アルコール	67
痛み	38, 81
痛み止め	56, 93, 107
インジケーター	42
印象	58, 100
インレー	65
う蝕（むし歯）	71, 97, 113
エアー	59, 76, 99
エプロン	35
炎症	56, 73
応急処置	31
おつり	109

か

ガーゼ	66
会計	108
かばん	41
仮封	62
眼鏡	44, 47, 74
完全予約制	30
貴重品	34
キャンセル	22
休診	18
局所麻酔	98
靴	26, 35
クラウン	65, 100
クレジットカード	20, 108, 109
現金	20, 108
研磨	77, 90
口腔内写真	50
口臭	68
抗生剤	56, 107
コート	34
個人差	89
コットン	91

根分岐部病変	48, 115
コンポジットレジン	65

さ

再発行	109
砂糖	104
仕上げ磨き	105
シーラント	100, 103
歯間ブラシ	64, 85, 86
歯周病	71, 114
歯周病検査	68
歯周ポケット	69, 115
歯石	48, 49, 71, 73, 114
歯槽骨	48
歯肉	15, 68, 81, 112
歯肉炎	114
歯肉縁下歯石	114
歯肉縁上歯石	114
自費	33, 109
しびれ	55
しみる	38, 39
出血	80, 115
授乳	57
小児歯科	96, 102
食事指導	104
処方	106
処方せん	106
人工ミルク	57
診察券	110
スケーリング	72
スリッパ	26, 35
税金	20
精密検査	40
卒乳	57
染め出し	82

た

タオル	52, 74, 79
タバコ	69
炭酸飲料	104
探針	98
知覚過敏	80
遅刻	31
智歯	113
着色	77, 88, 93
注射	53
超音波スケーラー	73
治療費	19, 108, 109
デンタル X 線写真	40
電話番号	21
トイレ	37
動揺歯	115
トレー	58, 60

な

荷物	34, 35

は

バキューム	99
抜糸	67
抜歯	66, 100
パノラマ X 線写真	44
歯ブラシ	64, 82, 83, 84
破片	53, 74
歯磨き	68, 80, 82
ハンドル	45, 46
ピアス	44, 47
光重合	100
ひざかけ	36
左手	50, 75

表面麻酔	53, 98
フィルム	42, 43
フッ素	98, 102, 103
プラーク	71, 82, 85
ブラッシング指導	82
フロス	64, 87
ペースト	91
防護ゴーグル	53, 74, 91
防護服	41, 43, 44, 46, 97
防湿	98
保険証	19, 22, 27, 32
母乳	57
ホワイトニング	88

ま

マウスピース	94, 95
麻酔	52
問診票	27

や

薬局	106
予約	16, 28, 110

ら

リトラクター	50, 90, 92
領収書	32, 109
ロールワッテ	98

数字

10 割負担	32
10 枚法	40
14 枚法	40
45 度の角度	83

【著者略歴】
勝又いづ

スイス・ジュネーブ高校卒．日・英・仏のトライリンガル．
米国の大学を卒業後，ニューヨークのPR会社勤務を経て帰国し，
昭和大学歯学部を卒業．
現在は都内にて開業し，多数の外国人患者の治療を行う．
自身のこれまでの経験をもとに，デンタルイングリッシュアカデミーにて
歯科英語講師としても活躍中．

どんな英語オンチでも話せる！伝わる！
スタッフのための歯科英語　　　ISBN978-4-263-43363-8

2019年 6 月10日　第1版第1刷発行
2024年 1 月20日　第1版第4刷発行

著　者　勝又いづ
発行者　白　石　泰　夫
発行所　医歯薬出版株式会社

〒113-8612　東京都文京区本駒込1-7-10
TEL.(03)5395-7638(編集)・7630(販売)
FAX.(03)5395-7639(編集)・7633(販売)
https://www.ishiyaku.co.jp/
郵便振替番号 00190-5-13816

乱丁，落丁の際はお取り替えいたします．　　　印刷・真興社／製本・愛千製本所
© Ishiyaku Publishers, Inc., 2019. Printed in Japan

本書の複製権・翻訳権・翻案権・上映権・譲渡権・貸与権・公衆送信権（送信可能化権
を含む）・口述権は，医歯薬出版（株）が保有します．
本書を無断で複製する行為（コピー，スキャン，デジタルデータ化など）は，「私的使用
のための複製」などの著作権法上の限られた例外を除き禁じられています．また私的使用
に該当する場合であっても，請負業者等の第三者に依頼し上記の行為を行うことは違法と
なります．

JCOPY ＜出版者著作権管理機構 委託出版物＞
本書をコピーやスキャン等により複製される場合は，そのつど事前に出版者著作権管
理機構（電話03-5244-5088，FAX 03-5244-5089，e-mail:info@jcopy.or.jp）の許諾を得
てください．